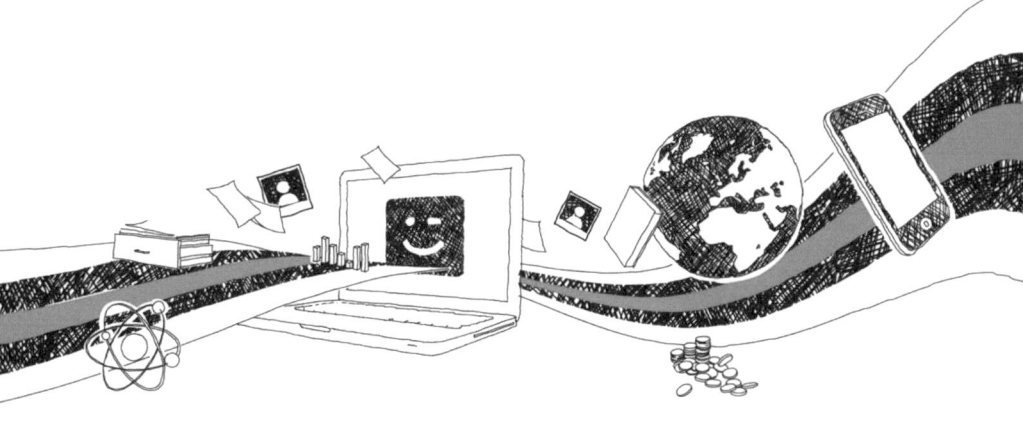
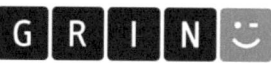

Die Sinusitis. Akute und chronische Erkrankung des Atemtraktes

Alexander Bürger

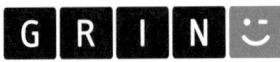

Bibliografische Information der Deutschen Nationalbibliothek:

Die Deutsche Nationalbibliothek verzeichnet diese Publikation in der Deutschen Nationalbibliografie; detaillierte bibliografische Daten sind im Internet über http://dnb.d-nb.de abrufbar.

ISBN: 9783346954350
Dieses Buch ist auch als E-Book erhältlich.

Druck und Bindung: Books on Demand GmbH, Norderstedt Germany
Gedruckt auf säurefreiem Papier aus verantwortungsvollen Quellen

Das vorliegende Werk wurde sorgfältig erarbeitet. Dennoch übernehmen Autoren und Verlag für die Richtigkeit von Angaben, Hinweisen, Links und Ratschlägen sowie eventuelle Druckfehler keine Haftung.

Das Buch bei GRIN: https://www.grin.com/document/1403833

Referat – Atemtrakt

Akute und chronische Sinusitis

Alexander Bürger

Abgabedatum: 29.06.2022

Inhaltsverzeichnis

Abbildungsverzeichnis

Abkürzungsverzeichnis

ARS	Akute Rhinosinusitis
BSG	Blutsenkungsgeschwindigkeit
Bzw.	beziehungsweise
CRP	C-reaktiven Proteins
CRS	Chronische Rhinosinusitis
d.h.	das heißt
HNO	Hals-Nasen-Ohren
z.B.	zum Beispiel

Tabellenverzeichnis

1 Einleitung

Das Atemsystem (respiratorisches System) ist das Organsystem, welches die Funktion zur Aufnahme von Sauerstoff und die Abgabe von Kohlendioxid regelt. (Bierbach, 2019, S. 532) Innerhalb dieses Systems können verschiedenen Erkrankungen auftreten, die sich negativ auf die respiratorischen Funktionen auswirken. Eine dieser Erkrankungen ist die Sinusitis, die im Rahmen dieser wissenschaftlichen Arbeit näher betrachtet wird. Welche anatomischen Strukturen betroffen sind, wie sich die Symptomatik auswirkt und vor allem, welche naturheilkundlichen Therapieverfahren bestehen, stellen die Schwerpunkte dieser Arbeit dar.

2 Die Sinusitis – Akute und chronische Erkrankung des Atemtraktes

In diesem Kapitel werden neben einem Überblick zur Anatomie, die verschiedenen Krankheitsbilder der Sinusitis vorgestellt. Anschließend erfolgt ein Einblick in die Symptomatik und die für den klinischen Alltag bedeutenden Diagnoseverfahren. Abschließend stellen insbesondere naturheilkundliche Therapien den Schwerpunkt dieses Kapitels dar.

2.1 Terminologie und Anatomie

Der lateinische Begriff „Sinusitis" setzt sich zusammen aus den Wörtern „sinus" und „itis". Der Sinus bezeichnet im Hinblick auf die Anatomie einen Hohlraum in Geweben und Organen. Die Endung „itis" steht für einen inflammatorischen, das heißt entzündlichen Prozess in der anatomischen Region. Bei der Sinusitis handelt es sich demnach um eine Entzündung der Nasennebenhöhlen. (Bierbach, 2019, S. 532)

Das Atemsystem wird anatomisch in die oberen und die unteren Atemwege unterteilt. Zu den unteren zählen der Kehlkopf, die Luftröhre, die Bronchien sowie die Lunge. Die oberen Atemwege bilden die Nase, der Rachenraum und die Nasennebenhöhlen. (Bierbach, 2019, S. 532) Folglich zählt die Sinusitis zu den Erkrankungen der oberen Atemwege.

Die konkrete Funktion der Nasennebenhöhlen ist bislang nicht eindeutig erforscht. Es gibt im Vergleich zwischen der naturheilkundlichen und konventionellen Medizin unterschiedliche Erklärungsansätze. Während BIERBACH (2019) als Vertreterin der Naturheilkunde, die Funktionen: die Vergrößerung der Oberfläche der Nasenschleimhaut, die Erweiterung des Resonanzraums für die Stimme sowie die Verringerung des Gewichts des knöchernen Schädels den Nasennebenhöhlen zuschreibt (Bierbach, 2019, S. 532), geht die Fachschaft der HNO-Ärzte ausschließlich von der Vergrößerung der Oberfläche zur Erwärmung, der Reinigung und Befeuchtung der Atemluft und somit zur Vorbereitung auf die unteren Atemwege aus. (Dt. Berufsverband der Hals-Nasen-Ohrenärzte e. V., o.J., o.S.)

Die Nasenhöhlen und -nebenhöhle sind die Klimaanlage des menschlichen Körpers. Ausgekleidet mit einer speziellen Schleimhaut, der sogenannten Mukosa, die mittels spezifischer Drüsen ein schleimiges Sekret produziert, werden Noxen, d.h. schädliche Stoffe/Reize aus der Atemluft aufgenommen und daran gehindert in die empfindlichen Strukturen der Lunge zu gelangen. Die Flimmerhärchen der Mukosa befördern die in dem Sekret aufgenommenen Noxen zum Magen, wo sie unschädlich gemacht werden. (Dt. Berufsverband der Hals-Nasen-Ohrenärzte e. V., o.J., o.S.)

Die Nasennebenhöhlen sind direkt mit der Nasenhöhle verbunden und werden durch folgende paarig angelegte Hohlräume gebildet (Bierbach, 2019, S. 532):
- Stirnhöhlen (Sinus frontalis)
- Kieferhöhle (Sinus maxillaris)
- Siebbeinhöhle (Sinus ethmoidales)
- Keilbeinhöhlen (Sinus sphenoidalis)

Die folgende Abbildung zeigt die Lage der vier verschiedenen Nasennebenhöhlen.

Anm. der Red.: Diese Abb. wurde aus urheberrechtlichen Gründen entfernt.

Abbildung 1:Darstellung der Nasennebenhöhlen, eigene Darstellung; Quelle: Visible Body App, (2022)

Die Hohlräume sind weiterhin mit den angrenzenden anatomischen Struktur der Schädelbasis, Ohrtrompeten, Augenhöhlen und dem Rachen verbunden, worin verschiedene Komplikationen einer Nebenhöhlenvereiterung begründet liegen. (Bierbach, 2019, S. 533)

2.2 Formen der Sinusitis

Die Sinusitis wird anhand verschiedener Verlaufsformen sowie der betroffenen Strukturen unterschieden.

Vergleichbar anderer infektiöser Erkrankungen bestehen ein akuter und ein chronischer Verlauf. Die Differenzierung erfolgt anhand der Dauer der Symptomatik, wobei die chronische Form dann besteht, wenn der Patient länger als 12 Wochen Symptome aufweist. (o.A., 2020, o.S.)

Weiterhin wird das Krankheitsbild anhand der anatomischen Strukturen, wie z.B. die Sinusitis frontalis, die Sinusitis maxillaris, Sinusitis ethmoidales, Sinusitis sphenoidales, unterschieden. (Bierbach, 2019, S. 553) Sind alle Nasennebenhöhlen entzündet, wird der Fachbegriff „Pansinusitis" verwendet. (o.A., 2020, o.S.)

Die Rhinosinusitis hingegen ist keine eigenständige Erkrankung, sondern eine Kombination aus einer Rhinitis (Entzündung der Nasenhöhle) und einer Sinusitis. Die Schleimhäute von Nase und Nebenhöhlen werden in der Forschung zwar getrennt betrachtet, bilden jedoch anatomisch eine Einheit. Daher führt eine Rhinitis häufig auch zur Sinusitis, weshalb dieser Fachbegriff geprägt wurde. Demnach sind bei dieser Form die Nasenhöhlen- und nebenhöhlenschleimhäute entzündet. (Friese & Zabalotnyi, 2007, S. 271)

Aufgrund der Unterscheidungsmöglichkeiten können im klinischen Alltag eine Vielzahl von Kombinationen wie beispielsweise die Akute Rhinosinusitis (kurz: ARS) oder die chronische Rhinosinusitis (kurz: CRS) mit und ohne nasale Polypen, einer krankhaften Wucherung, auftreten. (o.A., 2020, o.S.) Im nächsten Kapitel wird auf die Krankheitsursachen, Symptome der Sinusitis und mögliche Diagnoseverfahren detaillierter eingegangen.

2.3 Ätiologie, Symptomatik und Diagnostik

Ätiologie

Die Sinusitis wird durch verschiedene Erreger ausgelöst. Prädominant sind Viren wie (o.A., 2020, o.S.):

➢ Rhinoviren

➢ Coronaviren

➢ Influenza- und Parainfluenzaviren

Weniger häufig sind Bakterien, wie

- Pneumokokken,
- Haemophilus influenzae,
- Staphylococcus aureus,
- Streptococcus pyogenes oder
- Moraxella catarrhalis,

der Auslöser und die Entzündung ist dabei überwiegend die Folge einer Sekundärinfektion. (o.A., 2020, o.S.)

In seltenen Fällen tritt die Sinusitis in Folge einer Infektion mit Pilzen (z.B. Aspergillus fumigatus) auf.

Zu den allgemeinen Risikofaktoren zählen alle Ventilationsstörungen der Nase wie beispielsweise eine Hypertrophie (Vergrößerung) der Nasenmuscheln, Nasenseptumdeviation (Nasenscheidewandverkrümmung) und Nasenpolypen, die ein physiologisches Abfließen des Nasensekrets stören. Ebenso begünstigend wirken anatomische Besonderheiten wie die Concha bullosa, eine Luftansammlung in der Nasenmuschel oder die Haller-Zelle, ein luftgefüllter Hohlraum im Orbitaboden (Boden der Augenhöhle). (o.A., 2020, o.S.)

Ein weiterer Risikofaktor für die Entstehung einer Sinusitis besteht als Folge einer Rhinitis, aufgrund der Verbreitung der Erreger über die kommunizierenden Schleimhäute. (o.A., 2020, o.S.)

Ein erhöhtes Risiko einer odontogene[1] Sinusitis maxillaris besteht in Folge einer odontogenen Infektion oder einer zahnmedizinischen Behandlung. Die Symptome treten bei diese Form vorrangig einseitig im Bereich der Sinus maxillaris auf. (Krimmel, 2019, S. 9)

Bedeutsam für den klinischen Alltag ist, dass aufgrund der anatomischen Entwicklung die Sinusitis frontalis erst ab dem 10. Lebensjahr und die Sinusitis maxillaris erst ab etwa dem fünften Lebensjahr auftreten. Bereits bei Neugeborenen besteht die Möglichkeit einer Sinusitis sphenoidalis. (Bierbach, 2019, S. 553)

Ein Risikofaktor für die chronische Rhinosinusitis mit Nasenpolypen ist insbesondere die allergische Rhinitis, das Asthma bronchiale sowie eine Unverträglichkeit von Azetylsalizylsäure (kurz: ASS). (o.A., 2020, o.S.)

---

[1] Sinngemäß von einem Zahn oder vom Zahnhalteapparat ausgehend

Symptomatik

Die auftretenden Symptome sind abhängig vom Entzündungsort und somit von der Form der Erkrankung (siehe Kapitel 2.1). Grundsätzlich treten die allgemeinen Entzündungszeichen wie Tumor (Schwellung), Rigor (Rötung), Dolor (Schmerz) und Calor (erhöhte Temperatur) auf, sowie eine dadurch bedingte Functio laesa, eine Funktionseinschränkung in Form einer behinderten Nasenatmung. (Bierbach, 2019, S. 553)

Die genannten Symptome treten abhängig von der anatomischen Lage der Entzündung auf. So empfindet der Patient beispielsweise bei einer Sinusitis frontalis Entzündungsanzeichen im Bereich der Stirnregion und der inneren Augenwinkel. Eine Ausnahme bildet hierbei die Sinusitis sphenoidalis, da die Anzeichen hier uncharakteristisch sind, d.h. keiner anatomischen Lage zuordenbar. Der Patient empfindet häufig einen Kopfschmerz in der Kopfmitte mit Ausstrahlung in den Hinterkopf. (Bierbach, 2019, S. 553)

Die bakterielle Form äußert sich im Vergleich zur viralen Infektion, tendenziell durch eine verstärkte Symptomatik mit Fieber über 38°C, einer auftretenden Verschlechterung des Krankheitsverlaufs sowie starker Schmerzen und anatomisch einseitiger Beschwerden. Somit ermöglicht die Anamnese bereits einen Hinweis auf die Erregerform. (o.A., 2020, o.S.)

Das Leitsymptom der akuten Rhinosinusitis ist eine erhöhte nasale und retronasale Sekretion. Die dadurch entstehende Verstopfung und das Engegefühl der Nase führen zu einer Riechstörung. (Bierbach, 2019, S. 553)

Die Symptomatik der chronischen Rhinosinusitis (kurz: CRS) ist vergleichbar der akuten Form, jedoch deutlich abgeschwächter. (Bierbach, 2019, S. 553) Die Beschwerden persistieren über die 12 Wochengrenze hinaus und sind rezidivierend (wiederkehrend).

Bei einer unzureichenden Behandlung besteht die Gefahr des Übergriffs der Entzündung auf benachbarte Organe (orbitale Komplikation), wie beispielsweise auf die Augenhöhle, wodurch das Augenlid des Patienten entzündlich gerötet und teigig geschwollen ist. (o.A., 2020, o.S.)

Im Fall von schweren Komplikationen können dauerhafte Schäden z.B. wie die Erblindung des betroffenen Auges eintreten und ebenso eine Fortleitung der Entzündung in das zentrale Nervensystem erfolgen. (Bierbach, 2019, S. 555) Insofern ist es erforderlich eine ausführliche Diagnose und darauf aufbauend zielführende Therapie einzuleiten.

Diagnose

Die Diagnose erfolgt im klinischen Alltag insbesondere durch die Anamnese und eine klinische Untersuchung. (o.A., 2020, o.S.)

In der Anamnese bieten insbesondere die Lokalisation, die Ausprägung der Symptome sowie die Vorerkrankungen Hinweise, ob und in welcher Form eine Sinusitis vorliegt. Weitere Anzeichen wie eine entzündliche Schleimhautschwellung und Eiter verifizieren die Diagnose. (Bierbach, 2019, S. 553) Diese Form der körperlichen Untersuchung wird Rhinoskopie genannt und beschreibt die Untersuchung des vorderen Nasenabschnitts einschließlich dem Nasensekret. Zusätzlich wird durch eine Perkussion (Abklopfen) die Klopfschmerzhaftigkeit, die insbesondere bei der Sinusitis frontalis und maxillaris auftreten, geprüft. Als ein weiteres Testverfahren wird das Vornüberbeugen des Patienten angewandt, bei dem im Falle einer Sinusitis ein klopfender Schmerz im Nasenbereich auftritt. (o.A., 2020, o.S.)

Eine durch den Hals-Nasen-Ohrenarzt durchgeführte Untersuchung erfolgt mittels einer Spreizzange oder einem Nasenendoskop und gibt Hinweise auf bestehende Nasenpolypen. (Bierbach, 2019, S. 553)

Labordiagnostische Verfahren sind nicht routinemäßig indiziert. Bei außergewöhnlich starken Schmerzen und Symptomen einer ARS gibt die Untersuchung der Leukozyten, des C-reaktiven Proteins (CRP) und des Blutsenkungsgeschwindigkeit (BSG) weitere Hinweise. (o.A., 2020, o.S.)

Zur Diagnose einer CRS können ergänzend Eosinuphiler Granulozyten und das Serum Imunglobolin-E bestimmt werden. (o.A., 2020, o.S.)

Weiterführend ist eine mikrobiologische Diagnostik indiziert, sofern die eingesetzten Therapiemaßnahmen nicht ansprechen (therapierefraktär) oder die Immunabwehr des Patienten herabgesetzt ist. Dadurch werden die Bestimmung des Erregers und eine Anpassung der Therapiemaßnahmen ermöglicht. (o.A., 2020, o.S.)

2.4 Therapieverfahren

Die Therapieverfahren bei der akuten und chronischen Sinusitis, sind vielfältig. Im Folgenden werden vorrangig die naturheilkundlichen Therapiemöglichkeiten vorgestellt und zusätzlich ein Einblick in die schulmedizinischen Methoden bei schweren Verläufen der Erkrankung gegeben.

Die akute virale Sinusitis führt in der Regel nach sieben bis zehn Tagen zu einer Besserung des körperlichen Wohlbefindens oder der Ausheilung. (Dippold & Klimek, 2017, S. 38) Insofern besteht die Therapie bei milder Symptomatik und einem stabilen Immunsystem des Patienten, aus allgemeinen Maßnahmen wie der Befeuchtung der Raumluft, mehrfachen Nasenspülungen bzw. Nasenduschen, reichlicher Flüssigkeitszufuhr und dem Vermeiden von kalter Zugluft sowie Genussgiften. (Kraft, 2011, S. 19)

Die Naturheilkunde bietet viele Möglichkeiten die Sinusitis sowohl ganzheitlich als auch symptombezogen zu therapieren. Dazu zählen beispielsweise die Eigenblut-, die Enzym- und die Ernährungstherapie sowie die Homöopathie. (Bierbach, 2019, S. 553–554) Die folgende Tabelle beschreibt drei weitere mögliche Verfahren näher:

Tabelle 1: Übersicht über naturheilkundliche Therapieverfahren bei Sinusitis; eigene Darstellung, Quelle: Bierbach (2019), Kraft (2011)

Therapieverfahren	Beschreibung
Akkupunktur (Bierbach, 2019, S. 554)	Mögliche Nadelpunkte: Ma2, Ma3, Bl2, Gb 14, Di4, Di20

	sowie Extrapunkte Yintang und Bitong
Hydrotherapie (Kraft, 2011, S. 19)	- ansteigende Arm- und Fußbäder - Prießnitz-Halsumschlag und Brustwickel - Lokaltherapie mit Zungenbüsten - kalter Gesichtsguss - feuchtwarme Kompressen auf den Nebenhöhlenregion - Kompressen mit Heilerde, Kartoffelbrei, Leinensäckchen, Heusamen im Nackenbereich - blutiges oder trockenes Schröpfen je nach Befund der Gelose im HWS-Bereich
Neuraltherapie (Bierbach, 2019, S. 554)	Subkutane Injektion an Akupunkturpunkten oder Nervenaustrittspunkte im Gesichtsbereich
Phytotherapie (Kraft, 2011, S. 19)	Verwendung von Präparaten mit ätherischen Ölen, antiphlogistisch, sekretolytisch oder sekretomotisch zur lokalen Anwendung oder Inhalation: z.B. Eucalyptusöl, Cineol, Fichtennadelöl, Kamillenöl, Thymianöl. Latschenkiefernöl, Pfefferminzöl, Menthol Orale Einnahme: Pelargonium-sidoides-Wurzel-Auszug z.B. Umckaloabo Tropfen oder Filmtabletten
Ordnungstherapie (Bierbach, 2019, S. 554)	-regelmäßige körperliche Bewegung an frischer Luft - Regulation von Überforderung und Stress als Auslöser einer chronischen Sinusitis - Zahn- oder Kiefersanierung bei chron. Sinusitis

Neben den naturheilkundlichen Verfahren bietet die Schulmedizin, insbesondere bei schweren Verläufen, weitere Therapiemöglichkeiten.

Eine großangelegte Studie aus dem Jahr 2013 kam zu dem Ergebnis, dass nicht-steroidale Antirheumatika (**NSAR**) wie Ibuprofen effektiv gegen die allgemeinen Krankheitssymptome wie Abgeschlagenheit und die typischen Erkältungsschmerzen an Kopf, Hals, Ohren und Gliedern wirken. Ebenso wird das Symptom Niesen dadurch wesentlich reduziert. NSAR wirken jedoch nur symptombezogen und haben keine nachgewiesene Wirkung auf die Grunderkrankung. (Dippold & Klimek, 2017, S. 38)

Bei der Behandlung mit Paracetamol und Azetylsalizylsäure (ASS) konnte zusätzlich eine Verbesserung der Grunderkrankung nachgewiesen werden. (Dippold & Klimek, 2017, S. 38)

Schulmedizinisch ist bei schweren Symptomen wie Fieber über 38° C und drohenden Komplikationen eine Antibiotikatherapie indiziert. Ebenso anzudenken ist diese Therapie bei Patienten mit ausgeprägter Komorbidität (z.B. COPD) oder Immunsuppression. (o.A., 2020, o.S.)

Bei diagnostizierter chronischer Sinusitis verweist die Schulmedizin auf lokale Nasenspülungen mit Kochsalzlösung und Nasensprays. Einzelfallbezogen können immunmodulierende, „antibiotische" Langzeittherapien mit Doxycyclin und Makrolide angewendet werden. Antibiotika sind bei der CRS nur dann indiziert, wenn ein bakterieller Erreger als Auslöser nachgewiesen wurde. (o.A., 2020, o.S.)

Erfolgt keine Besserung der Symptomatik ermöglicht eine Nasennebenhöhlen-Operationen eine Verbesserung der Ventilation, z.B. durch eine Drainage oder durch Eröffnung der erkrankten Nasennebenhöhleneingänge. (o.A., 2020, o.S.)

3 Fazit

Die Sinusitis ist die Entzündung der Nasennebenhöhlen und somit eine Erkrankung der oberen Atemwege. Die Symptome sind, wie in Kapitel 2.3 dargestellt, abhängig von der anatomischen Lage (s. Kapitel 2.2). Die Sinusitis oder häufiger Rhinosinusitis genannt, da die Krankheit meist die Folge der Nasenhöhlenentzündung darstellt (s. Kapitel 2.1), kann alle fünf Entzündungszeichen aufweisen, die jedoch bei der akuten und der chronischen Variante in der Ausprägung stark variieren. (Kapitel 2.2)

Wie in Kapitel 2.4 ausführlich dargestellt, sind bei der Sinusitis eine Vielzahl möglicher naturheilkundlicher Therapieverfahren wie z.B. Akupunktur oder Neuraltherapie, indiziert und liefern gute Erfolge sowohl für die akute als auch die chronische Sinusitis. Die konventionelle Medizin, in Form von Medikamenten bis hin zu Operationen, ist insbesondere dann erforderlich, wenn schwere Verläufe und Komplikationen eintreten.

Insgesamt ist die Sinusitis mit naturheilkundlichen Therapieverfahren erfolgreich zu behandeln und ermöglicht eine schonende Heilung.

Literaturverzeichnis

Bierbach, E. (Hrsg.). (2019). *Naturheilpraxis heute: Lehrbuch und Atlas* (6. Auflage). Elsevier.

Dippold, N. & Klimek, L. (2017). Leitliniengerechte Therapie von Schnupfen und Sinusitis [Rhinosinusitis - diagnosis and guideline-based therapy]. *MMW Fortschritte der Medizin, 159*(1), 37–43. https://doi.org/10.1007/s15006-017-9158-8

Dt. Berufsverband der Hals-Nasen-Ohrenärzte e. V. (Hrsg.). (o.J.). *Nasennebenhöhlen - Aufbau und Funktion.* https://www.hno-aerzte-im-netz.de/krankheiten/nasennebenhoehlenentzuendung-akute/nasennebenhoehlen-aufbau-und-funktion.htm

Friese, K.-H. & Zabalotnyi, D. I. (2007). Homöopathie bei akuter Rhinosinusitis: Eine doppelblinde, placebokontrollierte Studie belegt die Wirksamkeit und Verträglichkeit eines homöopathischen Kombinationsarzneimittels [Homeopathy in acute rhinosinusitis: a double-blind, placebo controlled study shows the efficiency and tolerability of a homeopathic combination remedy]. *HNO, 55*(4), 271–277. https://doi.org/10.1007/s00106-006-1480-x

Kraft, K. (2011). Sprechstunde Naturheilkunde. Sinusitis [Naturopathy consultation. Sinusitis]. *MMW Fortschritte der Medizin, 153*(40), 19. https://doi.org/10.1007/BF03368843

Krimmel, M. (2019, Juni). Leitlinie odontogene Sinusitis maxillaris – Langfassung: S2k-Leitlinie.

o.A. (2020). *Sinusitis.* https://www.amboss.com/de/wissen/sinusitis/